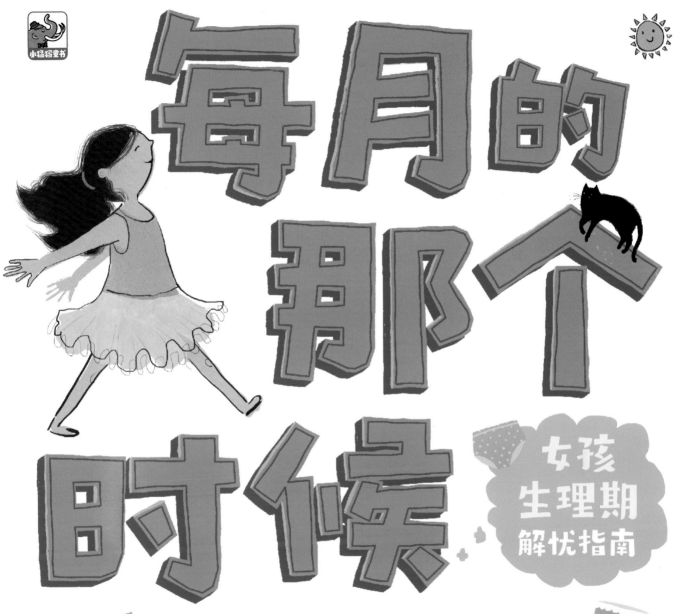

每月的那个时候

女孩生理期解忧指南

[英]阿里安娜·维特拉诺/著　　[英]罗茜·凯索/绘　　张丽丽/译

电子工业出版社
Publishing House of Electronics Industry
北京·BEIJING

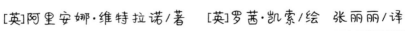

爸爸

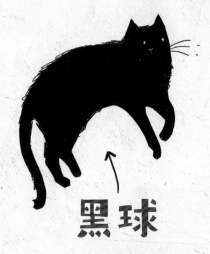

黑球

妈妈

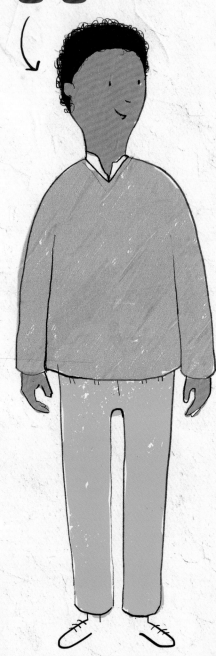

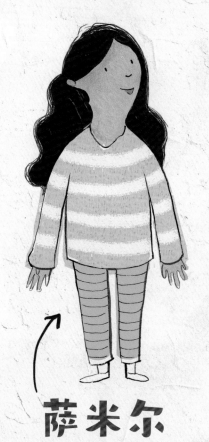

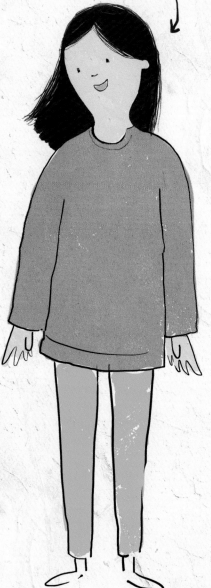

萨米尔

萨米尔是一个非常勇敢和聪明的女孩。

她喜欢……

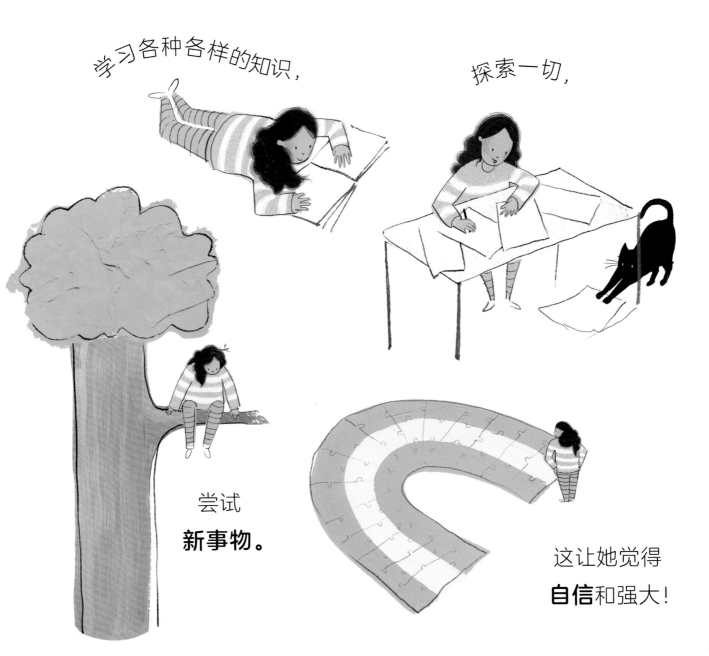

学习各种各样的知识，

探索一切，

尝试
新事物。

这让她觉得
自信和强大！

5

尽管她很聪明，
但有一件事始终困惑着她，那就是……

月经！

她**不知道**它是什么！
她已经不止一次听人们谈论它——
使用一些有趣的说法，就像……

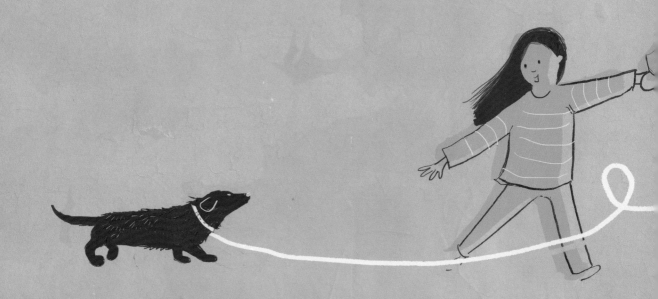

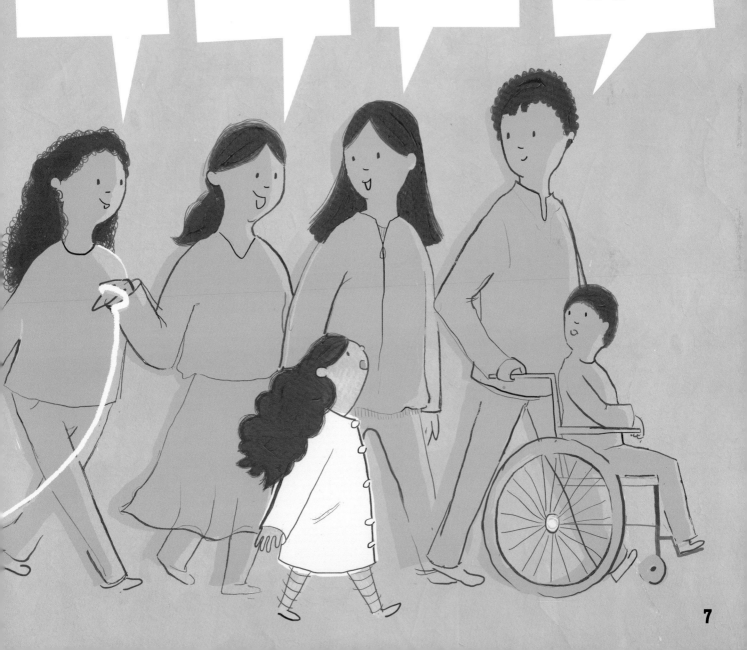

7

当萨米尔去超市时，
她看到货架上堆满了月经用品！

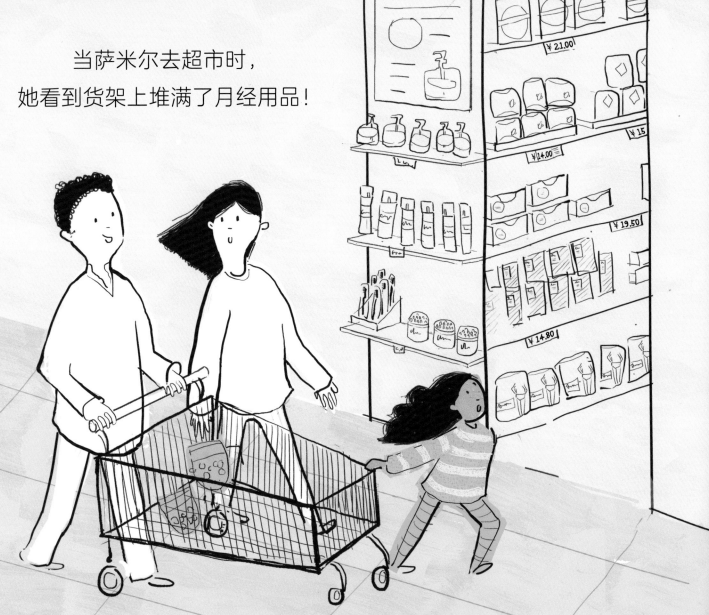

它们有**粉色**的、**蓝色**的、**黄色**的……
大的、小的，**袋装**的、**盒装**的，
甚至**带"翅膀"**的……

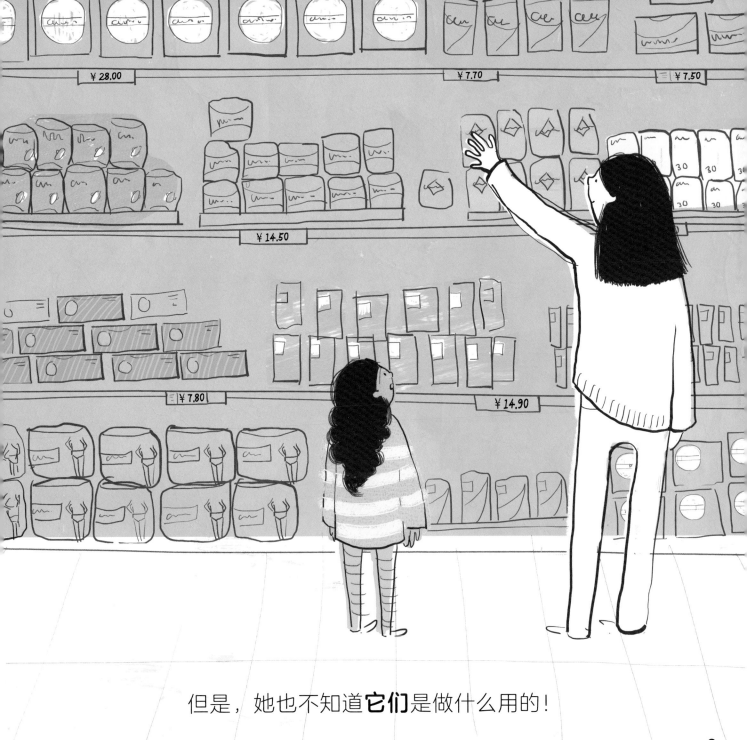

¥ 28.00   ¥ 7.70   ¥ 7.50

¥ 14.50

¥ 7.80   ¥ 14.90

但是，她也不知道**它们**是做什么用的！

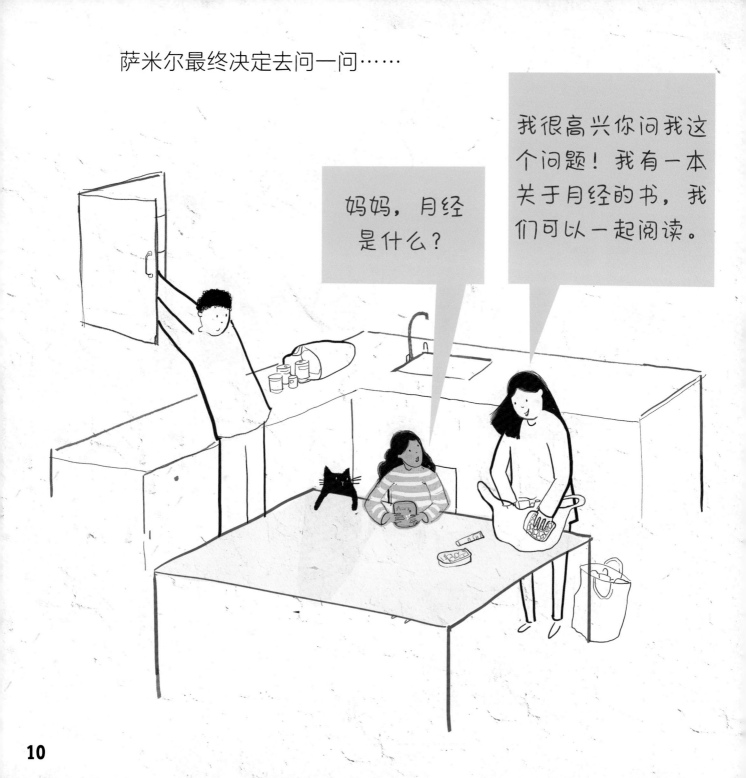

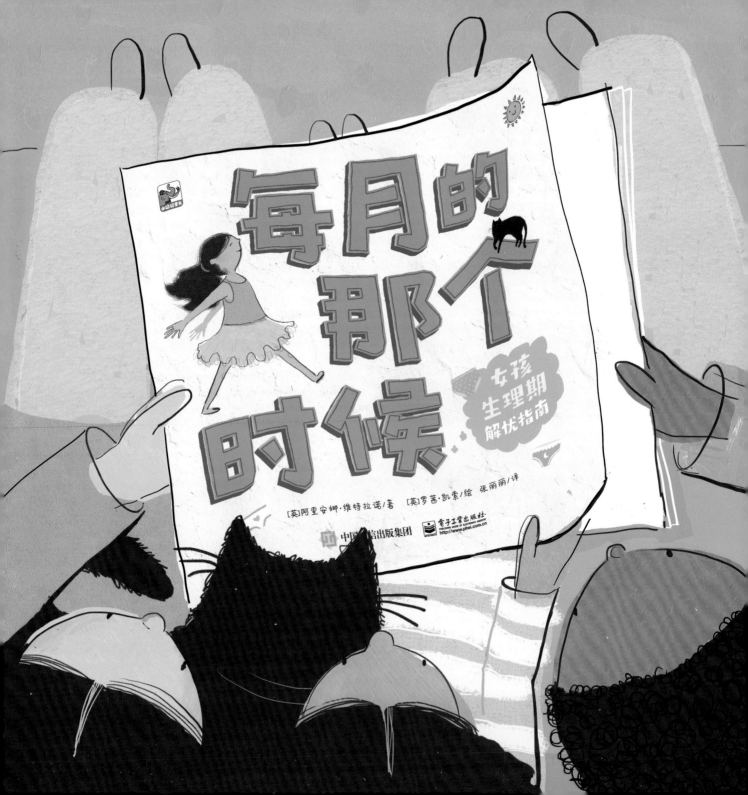

几乎所有女性体内都有一个惊人的器官，叫作**子宫**。
右边的插图展示了子宫的位置。

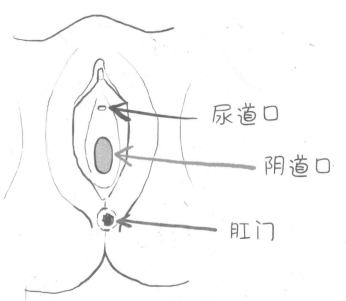

尿道口

阴道口

肛门

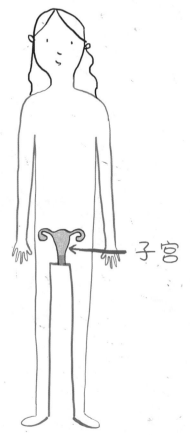

子宫

尿道口是尿液流出的地方。
肛门是便便排出的地方。
而阴道口处于它们中间，阴道通往**子宫**。

这就是子宫！

这里是孕育宝宝的地方，
也是月经发生的地方。

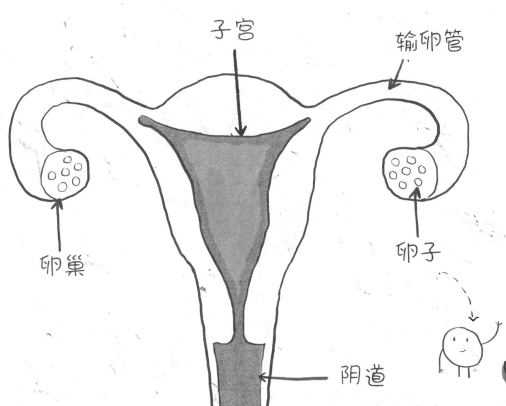

卵巢位于子宫的两侧，是产生与
排出**卵子**的重要器官。卵子通过**输卵管**进入子宫。

那你也来月经吗，
爸爸？

阴茎　　　睾丸

男生没有月经。

男性体内没有
阴道和**子宫**。
他们拥有不同的器官，
叫作**阴茎**和**睾丸**。

睾丸并不像女性卵巢
那样产生卵子，
它们产生的是**精子**。

精子
（它们看起来
有点儿像蝌蚪！）

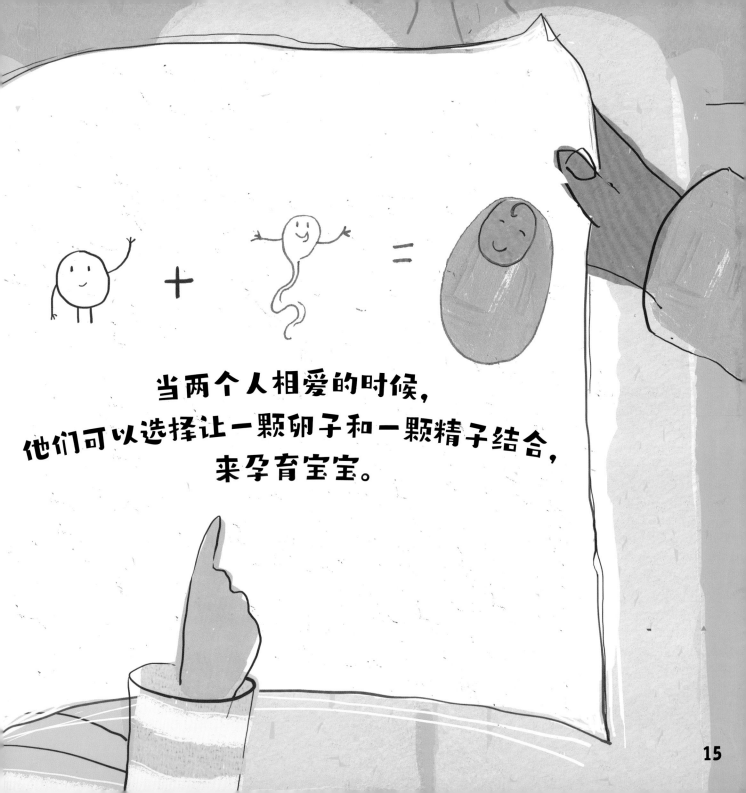

当两个人相爱的时候，
他们可以选择让一颗卵子和一颗精子结合，
来孕育宝宝。

刚才讲的，你都明白吗？

是的，
但是我还是
不知道月经
是什么，
我们继续
读吧！

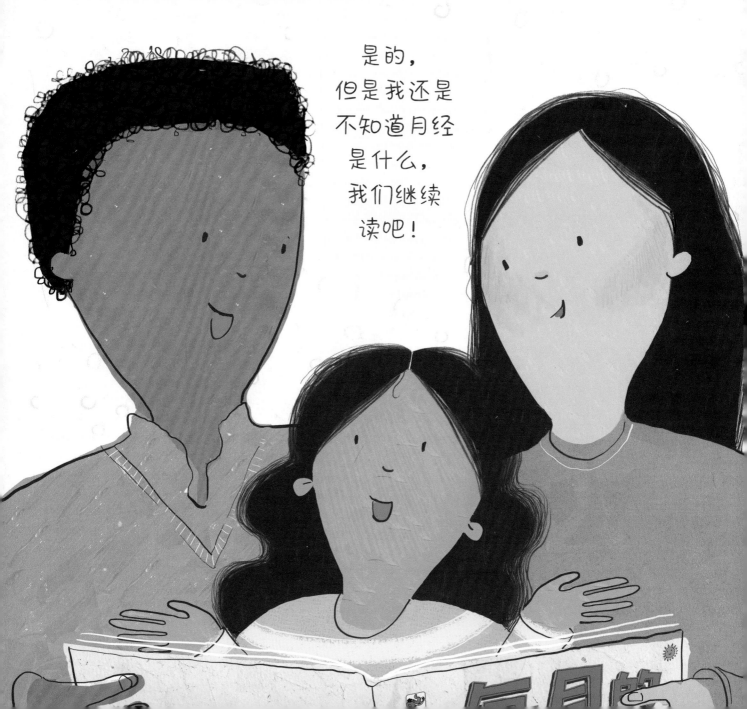

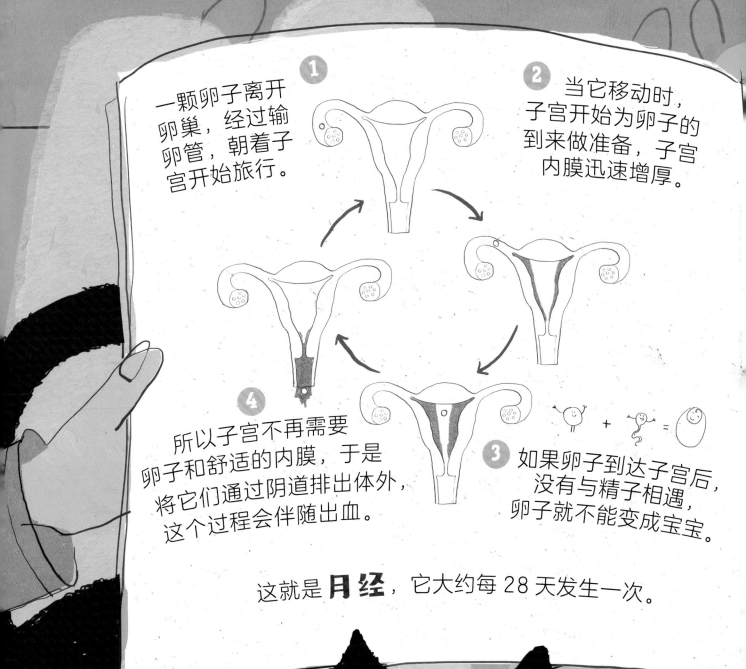

1 一颗卵子离开卵巢，经过输卵管，朝着子宫开始旅行。

2 当它移动时，子宫开始为卵子的到来做准备，子宫内膜迅速增厚。

4 所以子宫不再需要卵子和舒适的内膜，于是将它们通过阴道排出体外，这个过程会伴随出血。

3 如果卵子到达子宫后，没有与精子相遇，卵子就不能变成宝宝。

这就是 **月经**，它大约每 28 天发生一次。

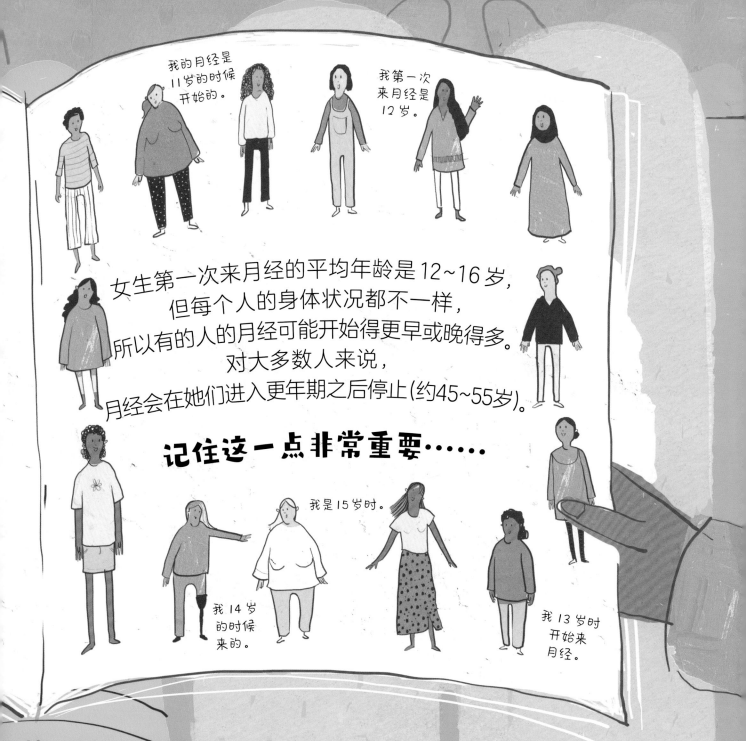

我的月经是11岁的时候开始的。

我第一次来月经是12岁。

女生第一次来月经的平均年龄是12~16岁，
但每个人的身体状况都不一样，
所以有的人的月经可能开始得更早或晚得多。
对大多数人来说，
月经会在她们进入更年期之后停止(约45~55岁)。

记住这一点非常重要……

我是15岁时。

我14岁的时候来的。

我13岁时开始来月经。

月经

是女性专属的

健康而正常

的生理现象！

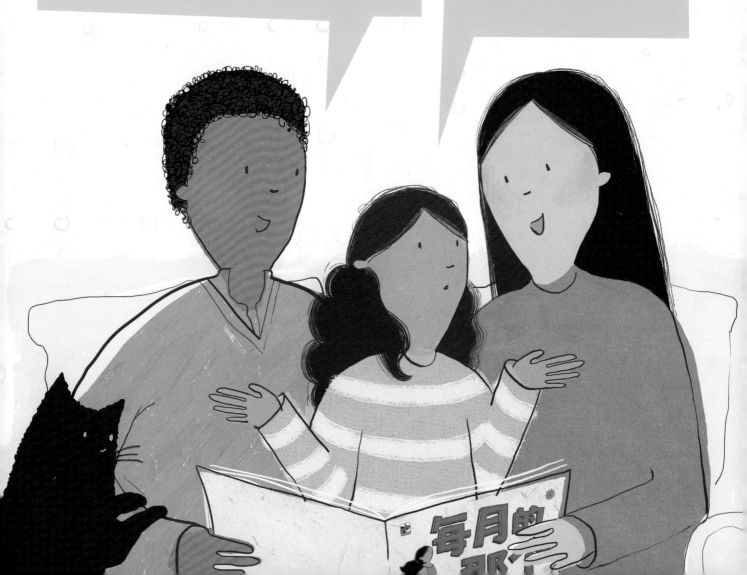

你可能会感觉有点儿**情绪化**，

生气、

悲伤、

疲倦，

小腹可能还会有点儿不适。

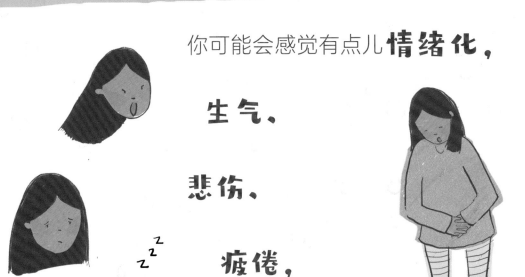

你的内裤上
有一点儿血的时候，
你的月经周期
可能已经开始了。

（经血可能看起来是棕色的、黑色的或红色的。）

这是我存放月经用品的地方。

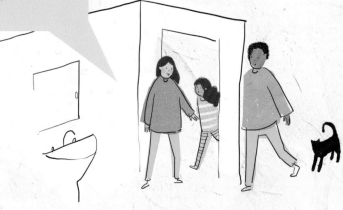

知道它们在哪里对你来说很有用，以防你将来需要它们……

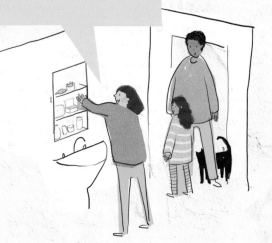

这是给你的！

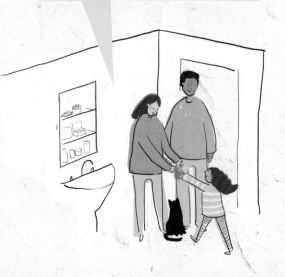

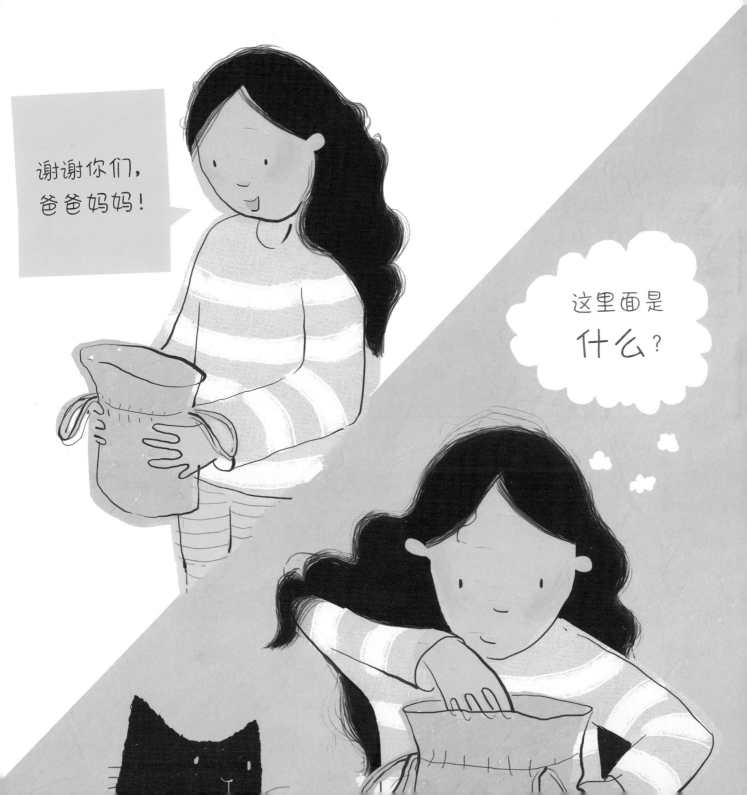

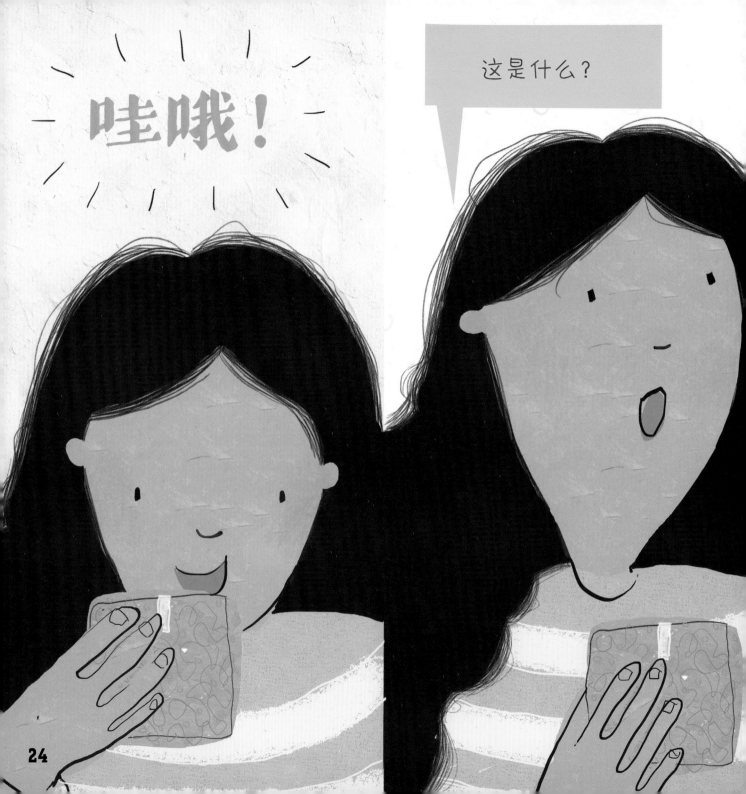

卫生巾用来接住和吸收子宫通过阴道排出的内膜和血液等，帮助你保持清洁和健康！

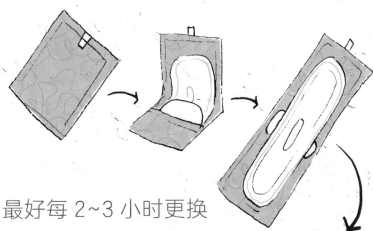

最好每 2~3 小时更换一次卫生巾（或者一旦满了就换）。

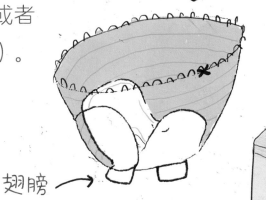

翅膀 →

用完的卫生巾要扔进垃圾桶。

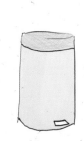

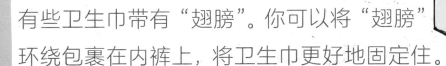

有些卫生巾带有"翅膀"。你可以将"翅膀"环绕包裹在内裤上，将卫生巾更好地固定住。

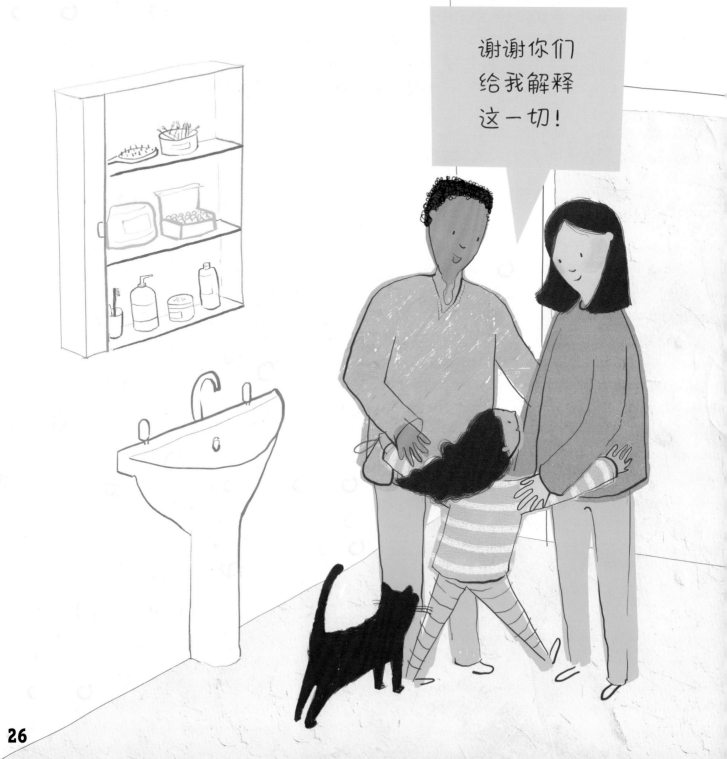

26

有一天，萨米尔也来月经了，
但她 一点儿也不担心！
她记得……

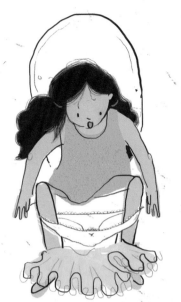

月经
是女性专属的
健康而正常
的生理现象！

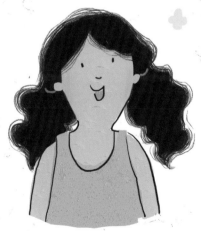

贴上一张**卫生巾**……

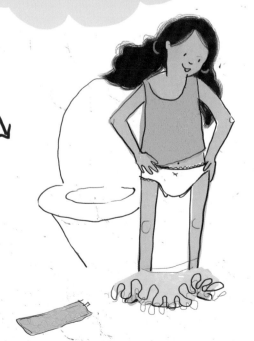

然后继续开心地过完这一天！

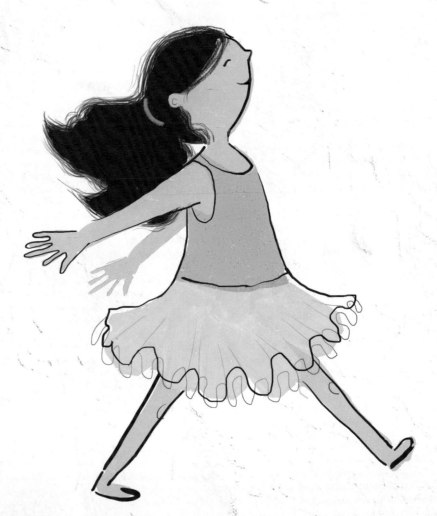

很多女孩都害怕和担心来月经。

但真的没什么好害怕的。

月经是成长过程中健康而正常的生理现象。

开始的时候，

你可能会感觉它有点儿不寻常，

但很快就会习惯的。

我怎么知道哪种卫生巾适合我？

如果你在没有成年人陪伴的情况下独自阅读了这本书，那么随后可以把这本书也拿给他们看一下。他们会帮你选择合适的卫生巾。有些卫生巾较厚，可以吸收更多的血液；有些卫生巾较薄，适合在没有那么多经血的时候使用；有些则适合在夜间使用。确保你知道它们放在家里的哪个地方，并确保在离开家时你的包里放了一个备用。如果你在学校时来了月经，而你忘记带卫生巾了，这时可以问问老师，他们会为你提供帮助。

卫生巾的材质有很多种，如果你的皮肤较敏感，那么你可以选择更柔软，吸收性和透气性更好的。总之，一定要选择让自己感觉更舒服的卫生巾。

我怎么知道我什么时候来月经?

　　月经的平均周期通常是 28 天,但也可能更长或更短。月经开始后,最好在日历上做个标记,这样你就可以推算出下一次月经可能来的时间了。不过青春期女孩的月经周期通常更长。你来了第一次月经后,可能在接下来的几个月里没有再来月经。这很正常,没什么好担心的。月经周期很快就会固定下来,变得更规律。

我觉得我的月经可能有问题,该怎么办?

　　如果你真的很担心,可以咨询父母、照顾你的人、值得信赖的成年人,或看医生。月经不应该是任何令人担忧或不安的事情,大方谈论它可以帮助你平息焦虑。这个星球上的几乎所有女性都会经历、正在经历或经历过月经!

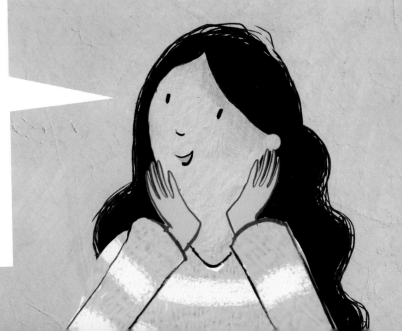

如果你还有其他问题,想获得更多关于月经的信息,请咨询你的爸爸妈妈、上网查阅或阅读更多的专业书籍。

什么是青春期?

你可能发现你的身体正在发生变化，这是完全正常的，这个阶段就是青春期。进入青春期后，你身体里的激素活动加强，导致生长发育的速度加快。女孩和男孩都会经历青春期，但男孩的变化和女孩的变化是不同的。

以下是女孩们可能发生的一些变化：

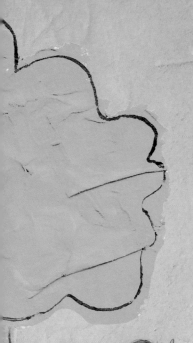

月经　月经是女性专属的健康而正常的生理现象。

毛发　你可能注意到你的腋下、腿上和阴部都开始长毛发了。这完全正常，没什么好羞耻的。

胸部　你可能注意到你的胸部开始发育。它们可能还有点儿疼。

痘痘　你可能开始长痘痘了。这些是由你体内的激素引起的，是完全正常的。

感受　你可能开始感到更加愤怒或悲伤，情绪容易波动。这是你体内激素的变化导致的，也是完全正常的。

汗水　你可能注意到你更容易出汗了。这是青春期的正常现象，你可以经常洗澡，使身体恢复清爽。

有用的词语

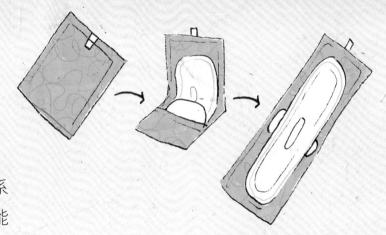

更年期　女性进入更年期后，生殖系统会逐渐萎缩，月经也会停止，不能再孕育宝宝了。

经期痉挛　指女性在月经前后或月经期间小腹出现的痉挛性疼痛。

经前期综合征　指女性在经期前可能出现的症状，如情绪波动、乳房胀痛、疲劳和经期痉挛等。

卵子　女性生殖细胞。卵子和精子（男性生殖细胞）相遇可能导致怀孕。

排卵　卵子从卵巢排出的过程。

青春期　从儿童阶段向成人阶段过渡的时期。一般女孩的青春期在10~18岁，男孩的青春期在12~20岁。这个时期激素会发生改变，促进身体生长发育。

阴道　阴道一直延伸到子宫。经血通过阴道排出体外。

月经　经血周期性通过阴道排出的自然生理现象。

月经用品　可以用来吸收经血的用品，如卫生巾。

月经周期　月经的平均周期是28天。在每个周期里，女性的身体会排出一颗卵子，然后来月经。

子宫　女性体内特有的器官，是产生月经和孕育宝宝的地方。

本书中文简体版专有出版权由Hodder and Stoughton Ltd经由CA-LINK International LLC授予电子工业出版社，未经许可，不得以任何方式复制或抄袭本书的任何部分。

版权贸易合同登记号　图字：01-2023-5466

图书在版编目（CIP）数据

每月的那个时候：女孩生理期解忧指南 /（英）阿里安娜·维特拉诺（Arianna Vettraino）著；（英）罗茜·凯索（Rosie Kessous）绘；张丽丽译. --北京：电子工业出版社，2024.2

ISBN 978-7-121-47040-0

Ⅰ.①每… Ⅱ.①阿… ②罗… ③张… Ⅲ.①月经—基本知识 Ⅳ.①R711.51

中国国家版本馆CIP数据核字（2024）第016143号

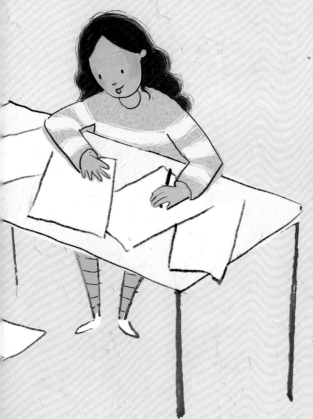

责任编辑：刘香玉

印　　刷：北京缤索印刷有限公司

装　　订：北京缤索印刷有限公司

出版发行：电子工业出版社

　　　　　北京市海淀区万寿路173信箱　邮编：100036

开　　本：787×1092　1/12　印张：3　字数：26.95千字

版　　次：2024年2月第1版

印　　次：2024年2月第1次印刷

定　　价：49.00元

凡所购买电子工业出版社图书有缺损问题，请向购买书店调换。若书店售缺，请与本社发行部联系，联系及邮购电话：（010）88254888，88258888。

质量投诉请发邮件至zlts@phei.com.cn，盗版侵权举报请发邮件至dbqq@phei.com.cn。

本书咨询联系方式：（010）88254161转1826，lxy@phei.com.cn。